AF331975

DE LA PLEURÉSIE.

DES PONCTIONS DE LA POITRINE.

LEÇONS CLINIQUES FAITES A L'HOTEL-DIEU

PAR M. TROUSSEAU,

PROFESSEUR A LA FACULTÉ DE MÉDECINE DE PARIS,
MÉDECIN DE L'HÔTEL-DIEU,
OFFICIER DE LA LÉGION D'HONNEUR, ETC., ETC.;

RECUEILLIES, RÉDIGÉES ET PUBLIÉES

PAR

H. LEGRAND DU SAULLE,

Ancien interne de la Maison Impériale de Charenton,

PARIS,

L. LECLERC, LIBRAIRE,
14, RUE DE L'ÉCOLE DE MÉDECINE.

1855

DE LA PLEURÉSIE.

DES PONCTIONS DE LA POITRINE.

Messieurs,

Vous avez pu voir depuis quelque temps dans mon service plusieurs malades affectés d'un vaste épanchement dans la poitrine. J'ai, vous le savez, pratiqué l'opération de la paracentèse ; arrêtons-nous donc aujourd'hui sur ce sujet.

La ponction du thorax dans des cas de pleurésie aiguë est une des plus précieuses découvertes modernes ; elle ne date pas de loin, car c'est en 1841 que pour la première fois je l'ai tentée sur une demoiselle de dix-sept ans, nerveuse, hystérique, d'une pauvre santé habituelle. Voici dans quelles circonstances. Un de mes amis, M. M..., homme de lettres, me fit appeler pour donner des soins à sa fille, atteinte d'une pleurésie datant de quelques jours. L'épanchement était considérable, il remontait jusqu'à la clavicule. Après avoir eu successivement recours à une saignée du bras, à l'application de vésicatoires, à l'administration du calomel, de la digitale, j'eus la douleur, malgré ces moyens jusque-là préconisés, de voir augmenter la quantité de liquide.

J'avais vu en 1831, dans le service de Récamier à l'Hôtel-Dieu, et en 1840 dans mes salles à l'hôpital Necker, succomber trois malades atteints de pleurésie aiguë. A l'autopsie, nous avions trouvé des poumons parfaitement libres, mais baignant dans une énorme quantité de liquide séreux.

Ce fut pour moi un trait de lumière, et je me promis bien, à la prochaine occasion, de faire usage du trocart.

Le moment était venu ; la fille de mon ami allait infailliblement succomber. J'arrivai un jour auprès de ma malade, et, sans la prévenir, non plus que sa famille, je la fis mettre sur le bord du lit, je lui fis avec la lancette une légère incision à la peau, puis je plongeai mon trocart. Sept cents grammes d'une sérosité citrine s'échappèrent par la canule ; j'appliquai sur la petite plaie un morceau de diachylon, et je me retirai au bout d'une heure. La jeune fille guérit.

Peu de temps après, je fus mandé par M. le docteur Patin à la Chapelle-Saint-Denis pour une pleurésie datant de neuf ou dix jours. Je trouvai un épanchement énorme, une orthopnée considérable ; je fis la ponction et retirai cette fois 2,500 grammes de liquide. Ma malade guérit.

Dans le cours d'une année j'ai fait ainsi sept ponctions, toutes suivies de guérison, et depuis la publication de mes travaux, la paracentèse pratiquée pour la pleurésie aiguë qui, avant moi, n'avait été faite que dans des cas excessivement rares, et qui n'était pas considérée comme une méthode de traitement, est entrée dans le domaine public, et est aujourd'hui faite partout lorsque l'épanchement remplit *complétement* une des cavités thoraciques.

Les adversaires me disent : Les pleurésies guérissent en général ; pourquoi faites-vous la ponction? Mais je fais la ponction uniquement et exclusivement quand il y a un épanchement *excessif*, et il est excessif toutes les fois qu'il occupe la totalité de la cavité pleurale, que le médiastin antérieur est déprimé, le cœur déplacé, le diaphragme refoulé, la rate, le foie descendus, etc.

La pleurésie est toujours longue à guérir, et quand un individu a un épanchement considérable dans la plèvre, des semaines, des mois s'écoulent avant que la résorption se fasse ; or ne convient-il pas de hâter un peu plus cette résorption que ne le fait le vésicatoire, à la surface duquel se résorbe du pus et qui devient une source de suppuration ; qui impose la diathèse suppurative? Au lieu de dix vésicatoires qui font dix fois du mal, voyez ce que je fais : une petite ponction entre les côtes, et je retire le liquide. C'est inutile, disent les adversaires ; inutile, d'abord je ne vous l'accorde pas ; mais est-ce dangereux? On ne l'a jamais dit.

Par la médication ordinaire, que se propose-t-on? De faire résorber le liquide. Eh bien, moi je le fais couler hors de la plèvre.
Vous tenez le malade au régime, vous le débilitez ; vous mettez des
semaines, des mois pour la résorption de trois ou quatre litres de
liquide là où quelques minutes me suffisent. Le liquide revient,
dites-vous ; mais s'il revient, c'est que la phlegmasie n'est point
éteinte. L'est-elle donc davantage pour vous ? D'ailleurs, une fois
le liquide évacué, je me sers des mêmes armes que vous, de la
digitale, du calomel. Je me place dans les meilleures conditions.

J'arrive aux faits cliniques.

Empyème. — 1° Au n° 8 de la salle des hommes se trouve un
individu d'une quarantaine d'années, poseur de rails sur le che-
min de fer de Saint-Germain, qui fut pris, il y a sept mois en-
viron, d'une violente douleur dans le côté gauche avec fièvre,
malaise, etc. Selon toute apparence, c'était le début d'une pleurésie. Il la négligea ; puis, son état empirant, il se confia aux soins
d'un médecin fort distingué, M. le docteur Lepiez, qui l'envoya à
l'Hôtel-Dieu.

Il est pâle, d'une teinte cachectique ; sa peau est sèche, écail-
leuse, comme elle l'est toujours chez ceux qui sont en proie à
une abondante suppuration. Le thorax présentait des altérations
remarquables : à gauche, une voussure considérable en augmen-
tait notablement le diamètre ; les espaces intercostaux étaient largement écartés ; les côtes maintenues dans le sens de leur plus
grande ampleur ; le médiastin déjeté à droite ; le cœur, refoulé
au moins à 30 centimètres de sa position normale, faisait sentir
les mouvements de son sommet à 10 centimètres en dehors du
mamelon *droit.*

Dans de telles circonstances le diagnostic n'est pas douteux : la
déformation de la poitrine accusait un épanchement ; les symptô-
mes annonçaient qu'il devait être purulent. D'ailleurs, chaque fois
qu'un épanchement pleural dure aussi longtemps, ce n'est plus de
la sérosité, c'est du pus qui le caractérise. Presque constamment,
après trois ou quatre mois, le liquide, au lieu d'être séreux et
clair, devient purulent et franchement phlegmoneux, même chez
les sujets les mieux constitués et en dehors de toute prédisposition

due à un vice de constitution tuberculeuse ou autre. Dans ces
cas l'épanchement séreux, qui était la conséquence immédiate de
la phlegmasie et de l'état inflammatoire, disparaît et se laisse rem-
placer par du pus, qui persiste et qui reste dans la cavité de même
qu'un amas de pus qui s'est formé dans les tissus à la suite d'une
phlegmasie du tissu cellulaire, d'un phlegmon resté déposé dans
ces tissus, alors même que l'état phlegmasique a disparu entière-
ment. Dans la plèvre, comme dans les tissus, il se forme alors une
véritable membrane pyogénique. Chez ce malade, la durée du
mal, l'apparence cachectique auraient suffi pour donner la connaissance la plus complète de son état ; mais il présentait en outre
un signe dont la connaissance remonte à Hippocrate, signe qui
n'est pas constant, mais dont la signification n'est jamais douteuse,
c'est l'œdème partiel des parois de la poitrine. Chez lui, on peut
voir en effet, à gauche, en arrière et sur le côté de sa poitrine, un
engorgement du tissu cellulaire, un empâtement tout à fait analo-
gue à ce qu'on voit dans les parties qui sont le siége des suppura-
tions profondes qui tendent à devenir superficielles. De plus, il a
des frissons, de la fièvre à apparitions intermittentes avec redou-
blements, c'est-à-dire une fièvre hectique parfaitement caractérisée.

La quantité de liquide contenue nous avait paru devoir être considérable ; car, ainsi que vous l'avez vu, non-seulement la cavité
thoracique gauche était démesurément amplifiée latéralement,
mais le diaphragme était refoulé, la rate manifestement des-
cendue, etc.

En pareil cas, il faut se hâter de le dire, tout traitement qui ne
s'adresse pas directement au mal est non avenu. Les vésicatoires,
les exutoires, les dérivatifs, utiles comme moyen de tranquilliser
le malade et ceux qui l'entourent, doivent être jugés dans l'esprit
du médecin. Il n'y a en réalité que deux partis à prendre : ou
abandonner le mal à lui-même en espérant que le pus se fera jour
au dehors en perforant soit les parois thoraciques, soit les bron-
ches, ou recourir à une opération chirurgicale.

On conçoit sans peine combien est grave la position du malade
chez qui le pus est arrivé à se faire ainsi une voie de la cavité
pleurale au dehors ; en usant successivement la plèvre, le tissu

pleural, les muscles intercostaux, et en se frayant enfin une route entre les muscles et la poitrine : il est certain qu'en pareil cas la vie est toujours immédiatement compromise, et pourtant il y a quelques exemples d'individus ayant survécu plusieurs mois à de pareilles lésions. J'ai vu dans le service de M. Bricheteau, à Necker, un homme chez qui un tel épanchement sortit par deux issues à la fois; l'une dans le deuxième espace intercostal, l'autre dans le septième, et il a vécu près de huit mois. Une autre fois, je fus appelé par M. le docteur Bordes, pour opérer un fruitier, rue des Gravilliers, atteint d'un empyème. Quand j'arrivai, il venait de rendre par la bouche cinq litres de pus; le lendemain il en avait rejeté six de plus, en tout onze. J'avais prévu et annoncé chez cet homme un hydro-pneumo-thorax mortel. Il eut effectivement un hydro-pneumo-thorax, mais il survécut, et il existe encore. De tels cas, hâtons-nous de l'affirmer, sont exceptionnels, presque toujours on voit la mort survenir après un temps plus ou moins long, quoique pourtant l'évacuation par perforation des poumons ne soit pas à beaucoup près aussi périlleuse que celle qui se fait par la perforation des espèces intercostaux.

Autrefois on pratiquait l'opération de l'empyème d'une manière très-simple : on ouvrait la poitrine d'un coup de bistouri, et après avoir tant bien que mal évacué le liquide on détergeait le foyer, et le malade était, comme on dit, livré aux ressources de la nature. Il pouvait alors se présenter deux cas : ou le liquide s'était réellement amassé dans la plèvre, et il était bien rare que le malade survécût au delà de quelques jours ou de quelques semaines; ou, au contraire, il s'était formé au sein même d'une cavité formée par de fausses membranes anciennes et constituant un empyème enkysté, et alors, comme la cavité pleurale était vraiment à peine intéressée, le sujet pouvait résister. Cette considération si importante, relative aux fausses membranes anciennes dans les cas d'épanchement thoracique, a été trop mise de côté jusqu'ici; c'est par elles seules pourtant que l'on comprend comment des blessures très-graves, telles que des coups de sabre ou des coups d'épée dans la poitrine, qui auraient dû être suivis d'épanchements inévitablement mortels, ont pu guérir sans donner lieu à des accidents sérieux. C'est par ces fausses membranes qu'il a pu se faire des cavités supplémentaires où se sont amassés du sang et du pus, qui, bien que dans la cage du thorax, n'ont porté aucune atteinte aux fonctions du poumon lui-même. M. Richet est celui qui a jeté le plus grand jour sur cette question.

Aujourd'hui on se sert du trocart; on prend d'abord des précautions pour que l'air n'entre pas dans la cavité, plus tard on irrite l'intérieur de celle-ci avec de la teinture d'iode; enfin on traite la plèvre enflammée comme on traite la tunique vaginale, les abcès, les membranes articulaires, le péritoine lui-même, etc., etc.

Mais il y a toujours une grande distinction à établir suivant l'âge du sujet. Chez l'enfant, chez l'adolescent même, l'opération de l'empyème réussit assez bien. Quand le sujet, au contraire, est déjà d'un âge avancé, elle ne sert presque jamais qu'à prolonger plus ou moins la vie; il est très-rare qu'elle sauve d'une manière absolue. Ce pronostic, malheureusement, est confirmé par le raisonnement physiologique et par l'observation des faits. En effet, ainsi qu'on le sait, les poumons sont appliqués contre les parois de la poitrine, à l'état normal, et ils se resserrent ou se dilatent avec elles sans jamais s'en séparer, les mouvements d'ampliation ou de contraction de la cage thoracique entraînant le développement ou la diminution de la masse des poumons; de même que dans leurs mouvements d'expansion ou de retrait ces organes sont suivis par les parois thoraciques, qui leur sont, non accolées, mais exactement contiguës, Or, comme les poumons ne sont ainsi constamment dilatés et développés dans la poitrine qu'en raison du vide virtuel qui règne dans cette cavité, vide que l'air extérieur tend constamment à combler en pénétrant dans leurs vésicules, quand, par une cause quelconque, l'air extérieur pénètre dans la plèvre, il fait équilibre à celui qui est disséminé dans l'intérieur, et ces organes, délivrés de la tension qui pesait sur eux en dehors et en dedans, sont rendus à leurs propriétés organiques, se contractent et se condensent par le fait seul de leur élasticité. Si l'on ouvre largement la poitrine d'un cheval, dont les deux cavités thoraciques communiquent ordinairement par les nombreux pertuis du médiastin, on voit les deux poumons s'affaisser sur eux-mêmes et la mort est immédiate. Il est notable que, quand on ouvre la poitrine d'un animal qui vient de succomber, les poumons s'affaissent bien plus que quand l'autopsie n'a lieu que long-temps après ; ceci tient à ce que, immédiatement après la mort, le tissu contractile du poumon conserve encore assez d'élasticité pour chasser le sang qu'il contenait, propriété qui s'éteint dans le cadavre avec le temps.

Chez l'enfant, quand par l'opération on a fait le vide, et alors même que l'ouverture faite à la poitrine reste béante, en raison de la flexibilité dont ils sont doués, les cartilages costaux et les côtes elles-mêmes se courbent, s'infléchissent ; ils tendent enfin à rejoindre le poumon accolé, fixé, aplati sur le côté de la colonne vertébrale. Il en résulte rapidement un aplatissement, une déformation ; cependant qu'arrive-t-il ? La cavité accidentelle se rétrécit de jour en jour, des soudures se font entre la plèvre costale et le poumon, et alors le mouvement des côtes entraînant désormais le poumon, celui-ci se dilate, reprend ses fonctions et la guérison a lieu, et plus tard la déformation de la poitrine s'efface complétement.

Chez l'homme fait, les choses ne se passent pas ainsi ; les côtes et les cartilages, déjà ossifiés, ne se prêtant pas au mouvement des parois thoraciques vers les poumons, l'évacuation du liquide est nécessairement moins complète ; de plus, à la place du liquide écoulé, il s'est introduit une colonne d'air dont la présence s'opposera à la dilatation ultérieure du poumon ; car s'il est possible d'évacuer la totalité du liquide contenu dans une plèvre sans pénétration de l'air extérieur, c'est quand il s'agit de la sérosité claire et limpide, ou un peu purulente, qui suit immédiatement une inflammation aiguë ; que le poumon n'est qu'appliqué, refoulé contre la colonne vertébrale et qu'il n'y adhère pas ; qu'il n'y est pas fixé par une couche de fausses membranes denses, par une membrane pyogénique telle que l'on en voit dans les épanchements purulents qui remontent à longue date.

Pour parer à ces inconvénients, on a eu la pensée de substituer en quelque sorte à la condition d'un épanchement chronique celle d'un épanchement aigu. On avait un liquide incapable de se résorber ; on le retire , et à sa place on en met un autre tout à fait susceptible d'être entraîné dans l'économie. On empêche ainsi la résorption de produits morbides de mauvaise nature; mais comme la cavité ne peut se fermer, à moins qu'il ne s'agisse d'empyème enkysté, le résultat final est toujours fatal. Chez notre malade, nous avons retiré six litres de pus; nous avons injecté de l'eau iodée. Il est soulagé, sa vie en sera prolongée; mais nous maintenons notre pronostic : d'ici à quelques mois cet homme doit succomber.

Voyez maintenant combien différemment vont se passer les choses quand il s'agit d'une pleurésie aiguë , d'une pleurésie telle qu'était il y a six mois celle de l'homme dont je viens de vous parler.

Thoracentèse. — 2° Au n° 2 de la salle Sainte-Agnès est entré un gros homme de quarante-cinq ans, d'une taille athlétique, qui, après quatre jours d'ivresse, se sentit pris de point de côté et de fièvre. Six jours après son entrée à l'Hôtel-Dieu, huit jours seulement après l'invasion de la maladie, vous m'avez vu lui faire la ponction de la poitrine. Si je me suis tant hâté, c'est que je voyais très sensiblement croître l'ampliation de la poitrine, le refoulement du médiastin, le déplacement du cœur, l'affaissement du diaphragme, l'abaissement de la rate. J'ai retiré trois litres et demi de sérosité, et le malade acquit immédiatement une respiration plus ample et plus libre, sauf un peu de bruit de souffle à la partie inférieure du poumon. Les parois thoraciques s'affaissèrent et le cœur reprit sa situation normale.

Quant aux suites, elles ont été des plus simples. Le liquide évacué, je n'ai plus eu à combattre qu'une pleurésie simple , qui a très rapidement cédé à l'emploi de quelques prises de digitale et de calomel. Quinze jours après l'opération , notre malade quittait l'Hôtel-Dieu dans un merveilleux état de santé.

Ce fait se place à côté de celui d'un homme qui est sorti de l'hôpital il y a un mois, que j'ai opéré de la même manière pour une pleurésie avec épanchement excessif datant de vingt-cinq jours, et chez qui tout a marché également avec une extrême simplicité.

Arrivons maintenant à un autre cas pour lequel la paracentèse n'a été et ne pouvait être qu'un moyen de soulagement.

3º Au nº 20 de la salle Saint-Bernard est entrée une jeune fille de dix-sept ans, assez maigre et d'apparence chétive , bien qu'elle nous ait affirmé n'avoir éprouvé aucun dérangement dans sa santé pendant tout le mois d'avril.

Le 1ᵉʳ mai, M. le docteur Empis l'envoie à l'Hôtel-Dieu pour s'y faire traiter d'une pleuro-pneumonie.

A son arrivée, nous observons une dilatation de la poitrine, une matité très prononcée, surtout à gauche, du râle muqueux éloigné, du souffle très sec à la partie antérieure , et sous la clavicule un affaiblissement de murmure vésiculaire avec exagération de la sonorité, le *bruit skodique*, en un mot. Les crachats sont safranés , visqueux, adhérents, aérés en partie. La malade avait une fièvre violente. J'administrai le kermès , les crachats ne se modifièrent nullement. Que fallait-il faire en semblable occurrence? Batailler contre la pleurésie, contre la pneumonie? faire la ponction? Oui , mais où était le poumon et où devais-je plonger mon trocart? Le poumon étant induré , il avait sans doute conservé sa place , mon instrument pouvait alors et l'atteindre et le blesser. S'il était adhérent aux côtes, je ne retirais point de liquide. Le cas était très difficile, fort embarrassant; aussi je m'adjoignis un collègue, M. Horteloup. Voulant éviter le cœur et le poumon, je fis la ponction très en arrière et tombai directement dans la grande cavité thoracique. Aussitôt jaillit une sérosité sanglante. Nous recueillîmes 500 grammes de sérosité contenant une grande quantité de globules cruoriques. Notre jeune fille était atteinte d'une pleurésie hémorrhagique, de cette variété de pleurésie que Laënnec regardait comme très douloureuse, ce que je n'ai pas observé ici. J'ai rencontré deux fois l'épanchement hémorrhagique dans la pleurésie chronique, mais je ne l'avais jamais vu dans la pleurésie aiguë. Je n'avais donc pas de point de repère pour me conduire ; aussi la nature insolite du liquide sembla me démontrer quelque chose de très grave, je portai un fâcheux pronostic.

Après l'opération, la malade respira beaucoup mieux , des râles crépitants apparurent, ce qui nous prouva que le poumon revenait sur lui-même ; l'épanchement était en grande partie résorbé ; nous avions donc fait néanmoins quelque chose d'éminemment utile.

Les jours suivants, nous donnâmes de la digitale et une légère alimentation.

La position de cette jeune fille ne tarda pas malheureusement à devenir très inquiétante. L'épanchement se reconstitua avec rapidité, la pleuro-pneumonie fit des progrès, la fièvre reparut avec une véhémence nouvelle ; une odeur spécifique et particulière aux individus atteints de *phthisie galopante* s'exhala de la tête et du corps ; puis nous observâmes une toux opiniâtre, une oppression extrême, un peu d'amaigrissement, de l'infiltration. L'expectoration resta visqueuse, safranée.

Trente jours après le début de sa maladie, notre jeune fille succomba.

Nous trouvâmes à l'autopsie les poumons hépatisés et farcis de tubercules miliaires, une caverne ancienne à demi cicatrisée. Les glandes cervicales, les ganglions bronchiques et mésentériques étaient intacts.

J'arrive, messieurs, au procédé opératoire.

Je fais l'opération de la thoracentèse avec un trocart armé de baudruche. Une simple petite incision, faite préalablement à la peau, permet de diriger plus facilement l'instrument sans risque de rencontrer les côtes, et de le pousser brusquement par un coup sec dans la cavité pleurale. Je dis *brusquement*, car si vous poussez votre trocart doucement, dans la crainte de léser le poumon, vous pourrez parfaitement (ce qui m'est arrivé plusieurs fois) ne pas donner issue à une seule goutte de liquide, bien qu'il existe une vaste collection dans la cavité pleurale. La pointe de votre instrument aura alors rencontré une fausse membrane épaisse et solide ; elle l'aura déplacée et refoulée devant elle, mais sans la traverser.

Il n'y a aucun danger à pousser brusquement son trocart, car la couche de liquide épanché entre la paroi thoracique et le poumon protége suffisamment cet organe.

Le malade du n° 2 de la salle Sainte-Agnès n'avait que très peu d'oppression lorsque je l'ai opéré, et cependant on est généralement porté à mesurer l'étendue de la gravité du mal au degré de l'orthopnée. On courrait le risque de commettre de graves erreurs si

l'on ne se guidait que d'après ce symptôme. Il existe des exemples,
et celui-ci en est un, d'épanchements extrêmement considérables
sans oppression, sans gêne apparente bien notable de la respiration;
mais qu'on ne s'y méprenne pas, ce n'est pas là un motif suffisant
de sécurité. Ce malade n'avait pas d'oppression, il est vrai, mais la
veille ou l'avant-veille de l'opération il avait eu une syncope. Or
c'est souvent à une syncope de ce genre que succombent les sujets
affectés d'épanchement pleural considérable, bien qu'ils n'aient
point d'orthopnée.

L'étendue de l'épanchement, toujours facile à apprécier par les
signes physiques, vous servira donc de guide principal pour l'indi-
cation d'opérer.

Je vous l'ai dit, et je vous le répète en terminant : l'innocuité
de la thoracentèse est un fait acquis; son utilité extrême dans la
pleurésie aiguë avec épanchement excessif est incontestable.

Paris. — Typographie de Henri Plon, imprimeur de l'Empereur, rue Garancière, 8.